AF320895

DE LA CONSTIPATION

SES DANGERS. — SA GUÉRISON

PAR

Le Docteur DESMOULINS

DE LA FACULTÉ DE PARIS

> Un grand nombre d'accidents morbides dont la cause paraît ignorée, sont dus à un état de constipation habituel. . . . .
> . . . . : . . . .
> « Loin de modifier heureusement la « constipation, les purgatifs l'augmentent « et la rendent presque invincible. »
> Professeur TROUSSEAU.

PARIS

IMPRIMERIE DE A. APPERT

56, PASSAGE DU CAIRE, 56

1865

DE LA CONSTIPATION

SES DANGERS. — SA GUÉRISON

PAR

Le Docteur DESMOULINS

DE LA FACULTÉ DE PARIS

« Une grand nombre d'accidents morbides dont la cause paraît ignorée, sont dus à un état de constipation habituel. . . . .
. . . .
« Loin de modifier heureusement la « constipation, les purgatifs l'augmentent « et la rendent presque invincible. »
Professeur TROUSSEAU.

PARIS

IMPRIMERIE DE A. APPERT

56, PASSAGE DU CAIRE, 56

—

1864

DE LA CONSTIPATION

SES DANGERS. — SA GUÉRISON

La constipation est une affection extrème-
ment fréquente ; c'est même l'état habituel d'un
grand nombre de personnes, principalement
de celles dont la vie est sédentaire. Dans quelques cas, la constipation peut ne causer aucune
incommodité, mais le plus souvent elle donne
lieu aux accidents les plus divers : diminution
ou irrégularité de l'appétit, maux d'estomac,
flatuosités, nausées, amertume et empâtement
de la bouche, maux de tête, somnolence, étourdissements ; enfin, ce qui n'est qu'une consé-

quence, désordres dans la nutrition et dans la circulation, congestions au cerveau, apoplexies, etc. — Le public lui-même sait d'ailleurs parfaitement à quoi s'en tenir à ce sujet ; il est peu de personnes atteintes de constipation qui ne fassent tous leurs efforts pour s'en débarrasser ; ce qui le prouve, c'est la vogue imméritée dont jouissent certains purgatifs. La magnésie anglaise, la rhubarbe, l'aloës, la graine de moutarde, les grains et élixirs de vie ou de santé, toutes ces pilules qui, sous des noms variés, ne renferment que de la scamonnée et du Jalap, sont devenues pour beaucoup d'un usage quotidien ; et cela sans compter l'antique lavement qui est encore, pour bien des femmes surtout, d'une nécessité absolue.

Il serait facile de démontrer les effets désastreux produits par ces divers agents sur les membranes muqueuses de l'estomac et de l'intestin, et par suite sur la santé générale ; mais ce serait trop long et d'ailleurs inutile, car ils sont parfaitement connus. Je veux donc prouver seulement, comme l'a écrit le professeur Trousseau, que loin de modifier heureusement la constipation, les purgatifs l'augmentent et la rendent presque invincible.

En effet : l'évacuation des matières a lieu principalement par les contractions successives de la couche musculeuse des intestins, contractions qui donnent lieu à un glissement que viennent favoriser les sécrétions naturelles de la membrane muqueuse. Or comment agissent les purgatifs ? en excitant artificiellement et tout à la fois les sécrétions et les contractions. Si bien que le canal digestif devient peu à peu insensible à l'action de ses agents naturels d'abord ; puis à celle même des modificateurs artificiels, lorsque leur répétition a usé l'excitabilité des membranes et produit leur atonie. L'expérienec d'ailleurs, à défaut de la théorie, le démontrerait suffisamment. Il n'est personne qui n'ait vu la constipation redoubler après un purgatif, ou qui n'ait été obligé, en en continuant l'usage, d'augmenter progressivement les doses pour obtenir un résultat.

Il faut donc faire tous ses efforts pour détruire la constipation ; mais il faut aussi proscrire complétement, comme moyens d'arriver à ce but, les lavements et les purgatifs. Et c'est là qu'a été jusqu'a ce jour la difficulté. Il y a longtemps en effet qu'on a cherché à résoudre ce problême, et si l'on n'y est pas arrivé, c'est uniquement parce qu'on a toujours suivi la même voie.

Ce n'était point en excitant passagèrement et directement l'intestin, quel que fut le moyen employé, qu'on pouvait espérer remédier au mal; c'était en s'adressant à la fonction digestive elle-même, c'est-à-dire au système nerveux sous la dépendance duquel elle se trouve placée ; c'était en modifiant son action de telle sorte que la réaction se passât sur la membrane musculeuse de l'intestin. N'avait-on pas déjà un exemple? L'ergot de seigle ne sert-il pas à exciter les contractions des fibres musculaires de la matrice, dans les cas d'accouchements laborieux? Et cependant ce n'est point par une application directe qu'il agît; c'est uniquement par son absorption. Il est vrai que les idées les plus simples et les plus rationnelles ne sont pas toujours, tant s'en faut, celles qui viennent les premières à l'esprit. Puis cela ne suffisait pas, il fallait encore trouver l'agent propre à opérer le résultat désiré.

Je ne raconterai pas les nombreuses expériences auxquelles je me livrais, les essais que je fis. — Après avoir échoué bien des fois, un jour vint où le succès couronna mes efforts, et depuis, il ne m'a fait défaut dans aucun cas. Il y a six ans de cela. J'aurais pu, dès le principe, publier ces faits ; mais, en médecine, il faut la sanction du temps. — Ce n'est donc qu'aujourd'hui que je me décide à les porter à la connaissance du public, bien certain de rendre un service réel.

La manière d'employer ces pilules, que j'ai nommées pilules névrosthéniques rafraîchissantes, est des plus simples. — Il suffit d'en prendre une tous les soirs en se couchant, et de se présenter tous les jours à la même heure à la garde robe (1). Il peut arriver, la première et la deuxième fois, qu'on fasse des efforts sans résultat ; mais rapidement les selles viennent naturelles et sans fatigue. On continue les pilules trois ou quatre jours, puis on les cesse complétement, en ayant soin toutefois de se présenter régulièrement à la chaise tous les jours à la même heure, comme précédemment. Quant au régime, rien à changer, ou presque

---

(1) Peu importe l'heure ; chacun la choisit à son gré. Cependant, la plus favorable, c'est le matin avant toute occupation.

rien. Préférer seulement les légumes herbacés aux farineux; du moins user modérément de ces derniers.

Si l'on remplit exactement les conditions que je viens d'indiquer, la constipation peut être considérée comme radicalement guérie, quel que soit l'abus qu'on ait pu faire des purgatifs, antérieurement. — Quelques personnes cependant, par suite d'une disposition particulière, sont obligées de prendre des pilules jusqu'à huit jours de suite; mais c'est un cas rare, et l'on aboutit quand même à une guérison certaine. — Il peut également et accidentellement survenir de nouveau, après un temps plus ou moins éloigné, un peu de constipation. Si cela se produit, une seule pilule prise comme précédemment, rétablit immédiatement l'équilibre.

Le traitement est, on le voit, on ne peut plus simple et facile, et la guérison constamment assurée. A cet égard, je pourrais exposer un très-grand nombre de faits, mais les dimensions de ce petit opuscule deviendraient trop considérables, et mon but serait manqué. Je suis donc obligé de me borner à quelques-uns seulement, et je choisis de préférence ceux qui datent de plusieurs années.

Première Observation

M. de M..., colonel d'état-major en retraite, âgé de 69 ans, se présente à ma consultation au mois de mars 1859. Il se plaint de faiblesses et d'étourdissements qui le prennent surtout dans la rue, alors qu'il fait sa promenade après les repas. — Il y a un an environ, il avait déjà éprouvé ces phénomènes, et les ayant attribués à un état accidentel de constipation, il s'était mis à l'usage de pilules dites du docteur Franck. Il s'en était bien trouvé d'abord, mais la constipation était devenue permanente, et les accidents n'avaient pas tardé à revenir. — Ne découvrant aucune autre cause qui put les expliquer, je lui ordonnais de prendre des pilules névrosthéniques. A la quatrième, l'état normal était revenu. Tous les accidents cessèrent, et, depuis lors, la santé s'est maintenue parfaite. Quelques pilules cependant ont été de nouveau nécessaires, mais à des intervalles très-éloignés.

Deuxième Observation

M. G..., âgé de 30 ans, employé aux bureaux des chemins de fer de l'Ouest, vint également me consulter en 1859, au mois d'octobre, pour une constipation des plus opiniâtres. Depuis longtemps il n'allait à la garde-robe qu'au moyen de pilules de Jalap qu'il prenait tous les quatre jours environ, bien qu'il comprît qu'elles lui faisaient mal. — Il se sentait particulièrement lourd, avait des maux de tête presque continuels, une tendance au sommeil invincible, surtout après le repas ; le travail intellectuel lui était devenu très pénible, etc. — Six pilules le guérirent complétement. — Depuis, il en prend une toutes les cinq à six semaines, et, grâce à cette précaution, il ne se passe plus un jour qu'il n'aille naturellement à la garde-robe.

Troisième Observation

M. de B..., chef de bureau dans un ministère, avait depuis longtemps l'habitude de prendre, avant son dîner, une prise d'aloës entre deux soupes ; il espérait ainsi vaincre d'abord la constipation dont il était atteint, puis se donner du ton à l'estomac, selon son expression. Il n'y gagna malheureusement qu'une gastralgie qui, pendant six mois, le tint fort malade, et nécessita un traitement tout spécial. Les pilules essayées dès le principe avaient régularisé très promptement les garde-robes, et, la gastralgie guérie, l'état normal s'est parfaitement maintenu.

Quatrième Observation

M. de M..., homme de lettres, fut frappé d'une congestion au cerveau en 1860. Son médecin l'envoya prendre les eaux d'Allemagne, pensant en même temps le guérir d'une dyspepsie qui le tourmentait depuis longtemps. Il se trouva bien d'abord de son séjour ; mais, peu de temps après avoir repris ses occupations, la dyspepsie revint accompagnée d'une constipation plus violente encore qu'autrefois, et de nouveaux accidents au cerveau furent à craindre.

Après avoir usé en vain de divers spécifiques, il me fut adressé. Je le guéris en quelques jours, et depuis, sa santé a toujours été excellente.

Cinquième Observation

Mme la Comtesse de F..., ayant habité long-temps les pays chauds où elle avait eu, entre autres maladies, une violente dyssentrie, avait pris l'habitude de prendre régulièrement un lavement tous les matins.

Les garde-robes ne s'effectuaient point sans cela, et même depuis quelque temps, un seul lavement ne suffisait pas toujours. Elle était en outre sujette à de fréquentes coliques qui redoublaient à ses époques mensuelles. Je lui fis cesser complétement les lavements, et avec sept à huit pilules, elle fut entièrement rétablie.

Revenue de nouveau en Algérie, il y a deux ans, Mme de F... m'écrivait récemment qu'elle n'avait pas eu une seule fois recours aux lave-ments, malgré le régime échauffant auquel elle est en quelque sorte astreinte.

Sixième Observation

Mme D..., sous prétexte de s'éclaircir le teint, faisait un fréquent usage de lavements soit simples, soit émollients ; mais, après une période assez longue, il est vrai, elle éprouva précisément l'effet contraire à celui qu'elle attendait. C'est que sous l'influence des lavements, la constipation, qui n'existait point auparavant, était venue, et rien n'occasionne des rougeurs au visage comme la constipation ; les femmes le savent bien. Naturellement elle était désolée. Je la rassurai, et en effet, l'expérience lui prouva promptement que j'avais raison ; les fonctions se régularisèrent promptement, et le teint devint bien plus clair qu'il n'avait jamais été. Aussi m'a telle gardé beaucoup de reconnaissance ; toutefois, je la soupçonne fort d'avoir caché le secret à ses amies. — Honni soit qui mal y pense.

Nota

Il est arrivé fréquemment que des personnes ayant entendu parler des pilules névrosthéniques rafraîchissantes, en ont demandé sans s'enquérir de l'origine, et n'en ont éprouvé aucun bien. Afin de prévenir le retour de semblables méprises aussi préjudiciables aux personnes qui en sont les victimes qu'à la réputation des pilules elles-mêmes, le docteur Desmoulins prie les personnes qui désireraient en faire usage, de s'adresser directement à lui, en lui envoyant, par lettre affranchie, 5 francs en timbres-poste, et il leur fera immédiatement expédier par son pharmacien une boîte de pilules dont il pourra ainsi garantir toute l'efficacité.

Docteur DESMOULINS,

Médecin consultant (maladies chroniques)
consultations par correspondance

Paris. — 16, rue des Vieux-Augustins.

Paris.- Imprimerie **A. Appert,** passage du Caire, 56

Paris. — Typ. A. APPERT,
Passage du Caire, 56.

9 782019 943349